DE L'ALCALISATION INDIRECTE

ÉTUDE

SUR

LA CHAUX ET LA MAGNÉSIE

ENVISAGÉES COMME

AGENTS DE LA MÉDICATION ALCALINE

PAR

LE Dr CAULET

Ancien interne des hôpitaux de Paris,
Médecin-inspecteur des Eaux de Saint-Sauveur.
Membre de la Société d'hydrologie.

C'est la soude qui alcalise les urines après l'ingestion de la chaux et de la magnésie.

PARIS

ADRIEN DELAHAYE, LIBRAIRE-ÉDITEUR

PLACE DE L'ÉCOLE-DE-MÉDECINE.

1875

DE L'ALCALISATION INDIRECTE

ÉTUDE

SUR

LA CHAUX ET LA MAGNÉSIE

ENVISAGÉES COMME

AGENTS DE LA MÉDICATION ALCALINE

A quelles substances est due la réaction alcaline, communément observée chez les sujets qui font usage des eaux bicarbonatées calciques? Bien qu'il n'ait pas été fait, croyons-nous, de recherche spéciale à cet égard, les auteurs n'hésitent pas à répondre que c'est à la présence du bicarbonate de chaux.

Cette assertion paraissant difficilement compatible avec les vertus généralement dissolvantes et lithontriptiques reconnues aux préparations de chaux, et avec l'action fluidifiante et détersive que ces préparations exercent immédiatement dans les affections catarrhales des organes urinaires, nous avons entrepris une série d'expériences pour la vérifier. C'est le résultat de ces recherches que nous avons l'honneur de communiquer à la société d'Hydrologie.

Il n'est pas difficile de reconnaître que les urines rendues après l'ingestion des eaux acidules calciques contiennent un excès de soude, auquel elles doivent, sans doute, la majeure partie de leur réaction alcaline. Il suffit, pour établir le fait, d'y constater la persistance de la réaction alcaline après qu'on les a traitées par la chaleur et filtrées bouillantes. Cette simple expérience est démonstrative. La chaleur, en effet, précipite tous les sels terreux, la filtration à la température de l'ébullition les élimine (1) ; l'urine ainsi traitée ne contient plus ni chaux, ni magnésie, ce que la théorie indique et ce que confirme l'addition de l'oxalate d'ammoniaque ;

(1) On sait que les phosphates terreux n'étant communément tenus en dissolution dans l'urine qu'à la faveur de l'acide libre, se déposent dès que ce liquide devient alcalin. Mais il s'en faut que le sédiment ainsi formé représente toujours la totalité des terres urinaires. Sans parler des bicarbonates terreux qui peuven y exister en faible proportion, l'urine alcaline contient parfois une certaine quantité de phosphates de chaux et de magnésie, maintenus en dissolution à la température ordinaire par une substance neutre encore indéterminée (chlorhydrate d'ammoniaque, selon Rees). Une telle urine préalablement filtrée, se trouble par la chaleur et donne un précipité de phosphates terreux, soluble par le refroidissement; d'où la nécessité de la filtrer bouillante si l'on veut en séparer la totalité des sels terreux.

si cependant elle demeure alcaline, on est bien forcé d'y admettre la présence en excès d'une autre base qui ne peut être que la potasse, ou la soude...

Cette épreuve, que nous avons tentée un grand nombre de fois, en nous servant des eaux minérales transportées de Pougues, Chateldon, Condillac, Saint-Galmier, nous a toujours donné le même résultat, la persistance de l'état alcalin ou neutre des urines, après l'ébullition ; d'où cette conclusion :

Après l'ingestion des eaux bicarbonatées calciques, les urines contiennent un excès de soude qui les alcalise.

Comme les eaux minérales, avec lesquelles nous avons opéré, présentent toutes une certaine proportion de bicarbonate de soude, il semble tout d'abord naturel de rapporter à ce sel l'excès d'alcali constaté dans l'urine. Mais cette interprétation, peu vraisemblable eu égard à la faible quantité de carbonate sodique contenu dans ces eaux (72 centigr. par litre, pour Chateldon, 60 centigr. environ pour Pougues et Saint-Galmier et 16 centigr. seulement pour Condillac), échappe devant les résultats de l'expérimentation. Nous avons, en effet, constaté, en employant comparativement de l'eau de Pougues naturelle, et de l'eau de Pougues dépouillée par la chaleur de ses terres, puis gazéifiée, que cette eau dénaturée et ne présentant plus que du carbonate de soude, modifie à peine la réaction des urines aux mêmes doses où l'eau naturelle les rend franchement alcalines.

La proportion de carbonate de soude des eaux calciques étant insuffisante pour expliquer l'état alcalin des urines, on est bien forcé de rapporter cet état alcalin aux bicarbonates de chaux et de magnésie, les seuls autres sels à réaction alcaline que l'analyse chimique y décèle, et l'on est inévitablement conduit à conclure :

C'est à l'action des bicarbonates terreux qu'est dû, en majeure partie, le fait de l'alcalisation sodique des urines pendant l'usage des eaux bicarbonatées calciques.

En d'autres termes, l'ingestion des terres déterminerait l'excrétion par les urines d'un excès d'alcali ! Si rigoureuse que soit la déduction, cette proposition, qu'elle implique, est trop paradoxale pour qu'on l'admette immédiatement sans l'avoir controlée par l'expérimentation directe. Dans ce but, nous avons dû rechercher quelle est la composition des urines après l'usage des bases terreuses, de leurs carbonates et des solutions artificielles de bicarbonates de chaux et de magnésie. Nombre d'auteurs ayant constaté que l'eau de chaux, la craie, la magnésie basique ou carbonatée rendent facilement l'urine alcaline, nous nous sommes borné à vérifier le fait avec les solutions de saccharate de chaux, de bicarbonate de chaux et de bicarbonate de magnésie.

Nous préparions l'eau bicarbonatée calcaire en traitant par de l'eau gazeuse commune, ou en chargeant directement de gaz carbonique dans un appareil Fèvre, de l'eau de chaux quatrième exempte de soude ou du sucrate de chaux bien pur. Lorsqu'on mêle ces substances à l'eau gazeuse, il se forme d'abord un abondant précipité blanc de carbonate de chaux, qui rend le mélange semblable à du lait, mais peu à peu ce précipité se redissout et, si la quantité de chaux n'est pas trop forte, la liqueur redevient limpide et transparente. On obtient facilement ainsi en employant un excès de chaux et filtrant au besoin, une solution bicarbonatée calcique contenant par litre 2 gr. à 2 gr. 50 de sel de chaux, proportion supérieure à celle des eaux les plus minéralisées. Ainsi préparée et gazeuse, cette eau a une saveur fraîche, aigrelette, très-agréable; elle ne décompose pas le vin ; les personnes qui se sont prêtées à nos expériences la préféraient aux eaux de Saint-Galmier, Pougues, etc., dont elle se distingue par l'absence du petit goût saumâtre que celles-ci doivent au sel magnésien. Dépouillée de gaz par l'exposition et l'agitation à l'air libre, cette eau se conserve assez bien pendant quelques jours ; elle est douce au goût, un peu fade, assez semblable à l'eau de Capvern. Gazeuse ou non, elle se digère très-facilement et nous a paru exercer une action diurétique prononcée. — Nous avons obtenu une eau magnésienne, peu minéralisée, cependant fort désagréable à boire et décomposant le vin, en chargeant un lait de carbonate de magnésie d'acide carbonique dans un appareil gazogène. Avec ces diverses solutions, nous avons fait un grand nombre d'expériences sur quatre sujets bien portants; nous avons vérifié que toutes avaient la propriété de rendre les urines alcalines, mais que ce résultat n'était vite obtenu qu'avec le sirop de chaux étendu. Pendant huit jours, où nous avons régulièrement pris à chaque repas de 400 à 500 grammes d'eau bicarbonatée calcique, nous avons observé que l'urine ne devenait neutre qu'une heure à peine après le repas et ne se montrait décidément alcaline qu'après quatre à cinq heures (1). Dans tous les cas, enfin, nous avons constaté la persistance de l'état alcalin des urines après leur traitement par la chaleur et la filtration à la température de l'ébullition. Nous sommes donc autorisé à conclure : après l'ingestion des terres (chaux et magnésie), les urines présentent un excès de soude qui les alcalise.

En outre de la soude, la chaux et la magnésie contribuent-elles à l'alcalisation des urines consécutive à l'ingestion des terres? Autrement dit, les terres ingérées s'éliminent-elles par l'urine?

Le peu d'importance du précipité obtenu dans les

(1) Résultat conforme à ce qu'à obtenu W. T. Brande dans ses expériences comparatives sur l'action des terres et des alcalis. (Observ. on the effects of magnésia, in preventing an increased formation of uric acid (calculons complaints) etc., — *Philosoph. transactions.* 1810); résultat d'expériences et d'observations faites en commun avec Home.

expériences précédentes montre que les terres n'ont qu'une part insignifiante à la réaction de l'urine. Le plus souvent, le précipité, qui représente la totalité des terres, n'était qu'un simple trouble, et plusieurs fois, examinant des urines neutres ou alcalines recueillies le matin sur des sujets qui venaient de boire à jeûn l'eau calcaire, c'est-à-dire de véritables urines de boisson, *urina potus*, nous l'avons trouvé réduit à un nuage à peine appréciable. Il devenait évident que les terres n'avaient là rien ou presque rien à faire avec la réaction de l'urine. L'on peut toutefois se demander si la somme des sels terreux éliminés par le rein est augmentée par l'usage prolongé des préparations de chaux et de magnésie.

Pour élucider cette question, il fallait déterminer la proportion des terres excrétées en vingt-quatre heures par un même individu dans les conditions ordinaires, puis pendant l'usage des eaux calciques. Pour cette détermination, nous avons eu recours à la méthode approximative de Benèke et procédé de la façon suivante : chaque jour, la centième partie de l'urine excrétée dans les vingt-quatre heures, préalablement acidifiée s'il y avait lieu, et filtrée (1), était introduite dans un tube

(1) Quand on veut déterminer la proportion des terres de l'urine, il faut évidemment filtrer ce liquide pour séparer le mucus vésical, lequel contient, comme l'on sait, une quantité considérable de chaux et de magnésie, 30 à 40 fois plus que l'urine. — Mais, comme les phosphates terreux constituants de l'urine, se déposent dès que ce liquide devient alcalin, on doit dans ces cas les redissoudre par l'acide acétique avant de filtrer, de façon à n'éliminer que le mucus vésical, et non les terres urinaires qu'il s'agit précisément de doser.

de verre, puis traitée par la solution de carbonate de soude. Le précipité floconneux de phosphates terreux, produit par la saturation des acides libres, gagnait peu à peu le fond du tube, où l'on pouvait ensuite juger de son importance à la hauteur de l'espace qu'il occupait. Cette expérience a été repétée treize jours de suite, et pendant les six derniers, le sujet buvait abondamment aux repas de l'eau de Saint-Galmier ou de l'eau de Pougues. Le résultat nous a paru très-net; la comparaison de treize précipités recueillis dans une série de petits tubes de même calibre, montrait clairement que la proportion des terres excrétées chaque jour n'avait pas varié et n'avait pas eu de tendance à s'accroître sous l'influence de la boisson des eaux calciques.

Nous pouvons donc conclure :

Le chaux et la magnésie ne prennent aucune part (ou ne prennent qu'une part insignifiante) à la réaction alcaline des urines après l'usage de eaux et des préparations terreuses.

En résumé, c'est la soude et non les terres qui alcalise l'urine après l'ingestion de la chaux et de la magnésie.

Ce fait, invraisemblable au premier abord, et sans doute inattendu (1), ne doit pourtant pas être considéré

(1) Le fait n'avait pas échappé à Brandes. A propos du dépôt phosphatique présenté par les urines alcalines des sujets qui ont pris de la magnésie, cet auteur remarque, en effet, « le sédiment blanc que produit la magnésie à grande dose est bien « connu ; c'est par erreur qu'on l'a attribué à la magnésie charriée par le rein » (*loco citato*).

comme paradoxal. Depuis longtemps il était, pour ainsi dire, indiqué par les résultats de l'observation clinique.

Seule, en effet, l'alcalisation sodique des urines permettait au médecin de se rendre compte des vertus dissolvantes et véritablement lithontriptiques des préparations calciques, absolument inexplicables dans l'hypothèse de l'alcalisation par la chaux, puisque l'urate calcaire est insoluble, — comme aussi de l'identité traditionnelle de l'action des eaux bicarbonatées sodiques et bicarbonatées calciques et magnésiennes dans les affections calculeuses et catarrhales des voies urinaires.— Nous ferons remarquer, d'autre part, que l'analyse des conditions qui régissent l'excrétion rénale des terres et des acides invitait également le physiologiste à douter du passage de la chaux et de la magnésie dans l'urine humaine.

En effet, les acides urique et phosphorique formant, avec la chaux, des composés insolubles et facilement concrescibles, on prévoit que toute urine réunissant ces principes en quantité notable, tendra à devenir sédimenteuse et graveleuse. Dans bien des circonstances, toutes les fois, par exemple, que les canaux excréteurs, avec ou sans vessie, s'ouvriront pour ainsi dire, directement au dehors, comme chez les oiseaux ou les reptiles, le fait n'aura pas d'inconvénient; que l'urine reste liquide et sédimenteuse, qu'elle prenne la forme d'une bouillie, d'une pâte plus ou moins épaisse, qu'elle devienne même tout à fait solide et revête une apparence crétacée, calculeuse, il est clair qu'elle sera facilement rejetée, comme le sont les excréments. Mais, chez l'homme et les mammifères, où le produit de la sécrétion rénale pour sortir de l'abdomen doit franchir un canal étroit, s'insinuant difficilement entre les plans fibreux et musculaires qui ferment le bassin, une urine conscrescible serait bientôt incompatible avec la santé et la vie. On peut donc être certain qu'avec ces dispositions anatomiques, la composition de l'urine présentera toujours un rapport inverse entre les terres et les acides qui les précipitent. Quand l'urine sera riche en acides urique et phosphorique, la chaux ne s'y montrera que par traces; par contre, lorsque l'urine contiendra en abondance de la chaux et de la magnésie, les acides urique et phosphorique y feront défaut, ou ne s'y trouveront qu'en proportion insignifiante. — L'homme, dont les acides urique et phosphorique sont des constituants normaux de la sécrétion urinaire, et qui élimine par cette voie (1), sous forme de phosphates, la majeure partie du phosphore ingéré accidentellement ou provenant de la digestion des aliments et de la désintégration des tissus, n'aurait guère de chance d'échapper à l'affection calculeuse, si ses urines contenaient habituellement ou pouvaient à l'occasion contenir de la chaux ou de la magnésie ; — ce dont il est facile de se rendre compte en re-

(1) Il résulte des recherches de V. Haxthausen que chez l'homme il est excrété par l'urine environ 4 ou 5 fois plus d'acide urique que par les excréments. (Von Haxthausen. Acidum phosphoricum urinæ et excrementorum. Dissert. inaug. Halle, 1860).

marquant que la moyenne de 1 gramme d'acide urique et 3 gr. 50 c. d'acide phosphorique éliminés par les reins, dans les vingt-quatre heures, formeraient près de 10 grammes de composés insolubles s'ils trouvaient à se saturer de ces bases. Aussi, la chaux comme la magnésie ne se trouvent-elles dans ce liquide qu'en proportion tout à fait insignifiante. Les patientes investigations de Neubauër (1), dont le travail est digne de toute confiance, eu égard au grand nombre des observations (52) et à l'exactitude des méthodes employées, ont établi : 1° que les sels de chaux et de magnésie ingérés ne passent pas dans l'urine; 2° que celle-ci renferme, en moyenne, pour vingt-quatre heures, seulement 18 centigrammes de chaux et 23 centigrammes de magnésie ; 3° enfin, que cette proportion ne varie qu'entre des limites très-étroites : 8 à 33 centigrammes pour la chaux; 18 à 28 pour la magnésie.

Et de même chez les autres mammifères. Les urines du lion, du tigre, du léopard qui, d'après Hieronymi (2), présentent, pour un litre, 10 grammes d'acide urique et 8 grammes de phosphates alcalins, ne recèlent que 18 centigrammes de chaux et 23 centigrammes de magnésie. Chez les herbivores, au contraire, dont l'urine est chargée de terres (3), 10 gr. 82 c. de chaux avec

(1) Neubaüer et Vogel. De l'urine etc., traduit de l'allemand par Gautier, 1870, p. 68, 161-450.

(2) Hieronymi (Dissert. inaug. de analysi urinæ comparata. Gottingue, 1829).

(3) V. Boussingault. Recherches sur la constitution de l'urine

4 gr. 16 c. de carbonate magnésien chez le cheval; 0,55 centigr. de carbonate de chaux avec 4 gr. 74 c. de carbonate de magnésie chez la vache, — l'acide urique cesse de se produire, et les urines ne contiennent plus de phosphates; le phosphore s'élimine par une autre voie (1).

Il est remarquable que si, chez ces animaux, on vient à changer les conditions biologiques, soit en modifiant les conditions de l'air qu'ils respirent, soit en les inanitiant, soit en substituant à leur alimentation herbacée une nourriture riche en azote, de suite l'économie produit de l'acide urique; de l'acide phosphorique passe avec lui par les urines, en même temps que la chaux cesse de s'y montrer.

Il n'est pas bien certain que l'état pathologique modifie sensiblement la loi qui domine l'excrétion des acides et des terres.

L'extrême rareté des calculs d'urate de chaux rappro-

des animaux herbivores. (*Annales de chimie et de physique*, 3e série, t. XV. p. 97, 103-107).

Comparez : J. Liebig, traduit par C. Gerhardt. Nouvelles lettres sur la chimie, 1852, p. 177 et suivantes.

(1) Principalement par l'intestin. Probablement du phosphore s'élimine encore par le rein, mais sous une autre forme. Il résulte en effet des recherches de Ronalds, qu'en outre du phosphore séparé de l'organisme avec l'urine sous la forme de phosphates, ce liquide en contient une notable proportion à l'état organique, non combiné avec l'oxygène, dans les matières dites extractives. (Remarks on the extractive material of urine and on excretion of sulfur and phosphorus in inoxydised state. *Philosoph. trans.* 1846, p. 460).

chée de la grande fréquence des calculs uriques et uratiques témoigne du peu d'importance quantitative de la chaux dans l'urine des goutteux ; on sait, d'autre part, que les concrétions de phosphate calcique ou ammoniaco-magnésien ne se rattachent pas, comme les précédentes, à une maladie générale dycrasique, mais dépendent d'une affection toute locale, d'une morbidité de la vessie, des uretères et du bassinet.

Il est établi que, dans l'immense majorité des cas de dépôts phosphatiques, il n'y a pas eu en réalité excès, sécrétion excessive de phosphate, mais que la précipitation des terres est due, soit à l'absence des constituants urinaires qui les tiennent habituellement en dissolution, soit à la décomposition ammoniacale de l'urée....

En fait, les auteurs qui se sont voués à l'étude des altérations de l'urine ont conclu, avec B. Jones (1), que la proportion des phosphates terreux, c'est-à-dire de la chaux et de la magnésie, n'y variait pas sensiblement dans l'état pathologique. Si quelques observations relatives à des sujets ostéomalaciques constatent une augmentation des terres, nous ne pensons pas qu'elles puissent encore infirmer cette conclusion, — leur valeur, au point de vue qui nous occupe, étant considérablement diminuée : 1° par leur caractère exceptionnel dans l'ostéomalacie même ; 2° par l'absence de renseignements sur l'état de la muqueuse uri-

(1) B. Jones, on animal Chemistry. — L. Beale, de l'urine, traduction Ollivier et Bergeron, 1865, p. 141.

naire (1) ; 3° par cette circonstance, enfin, que les analyses n'ont pas porté sur des échantillons provenant de la somme des urines rendues dans les vingt-quatre heures.

Après avoir établi que l'alcalisation des urines consécutive à l'emploi des eaux et préparations calciques et magnésiennes est le fait, non des terres, mais de la soude, il restait à déterminer si cet excès est absolu ou relatif, c'est-à-dire s'il tient à une augmentation réelle de la soude excrétée par le rein, ou s'il dépend seulement d'une diminution dans la proportion des acides éliminés. Peut-être la question pouvait-elle être tranchée par l'examen chimique des urines, au moyen d'analyses où l'on aurait déterminé le chiffre de chacun des acides, de chacune des bases de ce liquide, à l'état normal et après l'ingestion des terres, puis par la comparaison des résultats obtenus. Mais une telle entre-

(1) Les urines sont fréquemment alcalines dans l'ostéo-malacie, et partant sédimenteuses. Pour juger de la valeur des analyses qui y ont décélé un excès de substances terreuses, il faudrait savoir si, avant de recueillir le précipité de phosphates terreux qu'il s'agissait de doser, l'on a eu soin de le redissoudre par un acide, puis de filtrer pour séparer le mucus vésical. Faute de cette précaution que nous ne trouvons pas mentionnée, l'on aurait déterminé à la fois les terres urinaires et les terres du mucus vésical, lequel en contient, comme l'on sait, 30 à 40 fois plus que l'urine. Cette cause d'erreur est d'autant plus importante que, par suite de l'action détersive de l'alcali sur la muqueuse vésical, les urines habituellement alcalines contiennent toujours une quantité considérable de mucus.

prise était évidemment au-dessus de nos forces. Nous avons donc demandé la solution du problème à l'étude plus importante des conditions dans lesquelles les terres produisent la suralcalisation de sang, dont l'état alcalin des urines n'est, en somme, qu'un fait corrélatif.

Les terres ne peuvent, sans doute, suralcaliser le sang que par les procédés suivants : ou directement en pénétrant dans ce liquide, — ou indirectement en lui soustrayant une partie de ses acides par l'excitation des sécrétions de l'estomac. On sait quelle remarquable influence les sécrétions de l'estomac exercent sur la composition du sang. Déjà, dans le fonctionnement le plus régulier de l'économie, il suffit, d'après Bence Jones (1) et Roberts (2), de la faible quantité d'acide séparé avec le suc gastrique au moment de la digestion pour diminuer sensiblement l'acidité de l'urine, et l'on constate que celle-ci devient décidément alcaline dans mainte circonstance où la sécrétion acide de l'estomac est excessive, comme dans la scrofule et les maladies vermineuses (3), les affections organiques de l'estomac (4), le vomissement chronique (5), certaines formes de dys-

(1) Bence Jones. On animal Chemistry.

(2) W. Roberts. A Contrib. to urology etc. in *Memoires of the Literary and philosophical. Society of Manchester*, 1859, t. XV.

(3) Meckel. *Deutsches Archiv.* t. II, p. 180.

(4) Schweigger. *Journal für Chemie*, t. L, p. 205.

(5) Bence Jones. On alkalescence of the urine from fixed alcali in some cases of disease of the stomach. *Medic. chirurg. transactions*, t. XXXV, p. 42 et suivantes.

pepsie, les maladies cérébrales (1) pendant les accès de colique hépatique, néphrétique, etc., etc. (2).

La 1re hypothèse implique nécessairement l'absorption de la chaux et de la magnésie. Or, ces substances sont-elles absorbables? S'il est impossible de nier, en général, le fait de l'absorption des terres, puisque la chimie montre qu'elles font partie intégrante de nos tissus et humeurs, dans les cendres desquelles on en trouve une proportion de 4 à 5 p. 100, on peut se demander si ces substances sont encore aptes à l'absorption, dépouillées de la forme organique qui les enveloppe dans l'aliment et administrées à l'état d'oxyde ou de sels, telles qu'on les prépare en pharmacie ou qu'on les trouve dans les eaux minérales ?

Les traités de matière médicale ne s'expliquant pas sur ce point, nous avons, pour l'éclairer, mis à profit la propriété que présentent les sels à acide organique, de se réduire en carbonate sous l'influence de la combustion respiratoire et de traduire l'excès d'alcalisation qu'ils communiquent alors au sang en produisant l'alcalinité des urines.

A trois personnes bien portantes, — chez lesquelles on obtenait aisément la réaction alcaline des urines par l'administration de petites doses de citrate de potasse

(1) G. Budd. On the organic diseases and functional disorders of the stomach, 1855, p. 193.

(2) Gmelin. Handbuch der theoretischen Chemie, tome II, pages 1398.

et de lactate de soude, — nous avons donc fait prendre des quantités assez considérables des quatre sels suivants : acétate de chaux, lactate de chaux, citrate de magnésie, lactate de magnésie (1).— Dans tous les cas, sans exception, la réaction des urines essayée à chaque miction pendant le reste de la journée a été trouvée acide.....

De ces résultats, nous avons induit que les sels ingérés n'avaient pas été absorbés, — plus généralement que les sels terreux sont probablement réfractaires à l'absorption (ou du moins que l'absorption ne s'exerce sur eux qu'entre des limites peu étendues) ; — enfin, bien que nos expériences ne nous l'imposassent pas absolument, nous avons cru ne pas dépasser cette somme de probabilités qui sont, en médecine, un des modes admissibles du savoir, en concluant :

Ce n'est pas directement et par leur introduction dans le sang que les terres et leurs carbonates opèrent la suralcalisation de ce liquide.

Ce qui nous conduit, par exclusion, à la proposition suivante :

(1) Ces sels étaient administrés le matin à jeun, par la bouche ou en lavement, aux doses suivantes : Acétate de chaux 4 gr ; lactate de chaux, 5 gr. à 7 gr. 50 ; lactate de magnésie 6 gr ; citrate de magnésie, 16 gr. — Si la limonade citro-magnésienne rend communément l'urine alcaline, c'est que pour la rendre gazeuse on y a ajouté du bicarbonate de potasse ou de soude.

C'est indirectement et en provoquant la sécrétion acide de l'estomac que les terres produisent la suralcalisation du sang.

Ainsi s'explique le fait paradoxal de **l'alcalisation** sodique des urines après l'emploi des préparations de chaux et de magnésie.

Il est facile d'apprécier maintenant le rôle thérapeutique des terres.

Indépendamment de l'action locale, astringente pour la chaux, laxative pour la magnésie, qu'elles exercent sur le tube digestif, ces substances, provoquant l'imprégnation alcaline de l'économie, doivent être comptées parmi les agents de la médication alcaline.

Leur ingestien aboutissant, en définitive, à la production d'un excès de soude dans le sang, on comprend que leurs effets thérapeutiques, en tant qu'agents alcalins, ressemblent beaucoup à ceux du carbonate de soude. Mais ils ne sont pas identiques, car l'hyperalcalisation indirecte par les terres présente dans l'évolution, le mode chimique et les modifications apportées à la constitution du sang, des différences importantes qui séparent nettement ces remèdes des alcalins proprement dits.

1° Tout d'abord, remarquons que les terres ne sont pas des agents aussi sûrs, aussi fidèles que les alcalis, de la médication alcaline. — Leur action étant secondaire et subordonnée à l'exercice des fonctions sécrétoires acides de l'estomac, pourra faire défaut dans toutes les circonstances où cet organe ne répond pas à ses excitants habituels. — Il n'est pas rare de rencontrer, en clinique, des malades dont l'estomac, ayant perdu la faculté de secréter un suc acide, demeure insensible aux sollicitations des alcalins, même administrés au moment du repas. Il est clair que, dans ces cas, dont quelques-uns, comme la gastrite chronique parenchymateuse (c'est-à-dire glandulaire), sont justiciables de la médication alcaline, la chaux et la magnésie seraient impuissantes à réaliser cette médication.

2° L'alcalisation indirecte par les terres est infiniment moins rapide dans son apparition et plus durable que l'alcalisation directe par les alcalis. — On sait avec quelle rapidité ceux-ci pénètrent dans la circulation et en sont éliminés. — Déjà, quelques minutes après leur ingestion, on constate leur présence dans l'urine, et après une heure ou deux à peine, l'économie s'en est débarrassée..... Au contraire, d'après les expériences de Brande, généralement confirmées par les nôtres, ce n'est souvent que vers la quatrième et la cinquième heure après leur ingestion à jeun, que les terres (chaux et magnésie) commencent à influencer l'urine, et qu'à la huitième ou neuvième que l'effet maximum est obtenu.

3° Eu égard au mode chimique selon lequel elles déterminent la suralcalisation du sang, les terres doivent être placées à côté des alcalis caustiques que la médecine emploie, sous les formes de solution de Brandish, liqueur de potasse, solution d'ammoniaque etc., car la sécrétion acide qu'elles provoquent dans l'estomac a sans doute pour contre-partie, au milieu du sang, la production à l'état naissant de molécules d'alcali libre, basique, probablement de soude, dont l'action sur l'économie est certainement autre que celle de la soude carbonatée. Si l'on contestait la légitimité de cette dernière assertion, nous rappellerions les résultats obtenus par le docteur Parkes (1), dans ses patientes recherches sur l'action comparée de la liqueur de potasse et des sels de potasse. Tandis que les sels de potasse réductibles en carbonates ne modifient pas sensiblement la nature et la proportion des constituants de l'urine qu'ils rendent seulement alcaline, la liqueur de potasse n'exerce pas d'action sur l'acidité de ce liquide, mais provoque presque immédiatement un tel mouvement de métamorphose organique, qu'entre autres produits de la désintégration des tissus, le rein élimine, en une heure ou deux, une quantité d'acide sulfurique suffisante, le plus souvent, pour saturer la totalité de la

(1) Dr Parkes, professeur de clinique médicale, médecin de l'hôpital du collége de l'Université à Londres; auteur d'un traité sur l'urine.

1° De l'action de la liqueur de potasse sur l'urine à l'état de santé. (*British and foreign Medico-chirurgical Review*, janv. 1853, t. XI, p. 258.

2° De l'action de la liqueur de potasse sur l'urine dans le rhumatisme aigu, même recueil, janvier 1854, t. XIII, p. 248.

3° De l'action de la liqueur de potasse sur l'urine dans quelques maladies chroniques, même recueil, octobre 1854, t. XIV, p. 498.

potasse ingérée qu'on retrouve dans l'urine à l'état de sulfate (2).

Ces différences dans la durée et la nature de l'action des bases terreuses expliquent celles que la clinique a depuis longtemps constatées dans leurs propriétés thérapeutiques. Sans refaire ici l'histoire médicale de ces substances ni reproduire des données classiques, nous rappellerons que les auteurs s'accordent à leur reconnaître une action plus profonde qu'aux alcalins proprement dits dans le traitement de la goutte et de la gravelle. Il y a deux siècles, Hoffmann proclamait déjà la supériorité de la magnésie comme lithontriptique, et l'on sait que Home et Brande ont établi, par les observations les plus démonstratives, qu'il suffisait de l'emploi journalier, pendant deux ou trois semaines, de quelques grains de magnésie pour guérir la gravelle et *faire cesser complètement la formation* de l'acide urique chez des malades qui prenaient vainement, depuis des mois, des doses de 10 à 30 grammes de carbonate alcalin par jour.

4° Une dernière circonstance caractérise encore l'ac-

(2) La liqueur de potasse était administrée le matin à jeun, ou au moment de la vacuité de l'estomac, de manière à être absorbé telle quelle, non neutralisée. — Chaque prise contenait de 30 à 50 cent. de potasse caustique dont la dose maximum ingérée en 24 heures a été de 1 gram. 427 mil., dose équivalente à 2 gr. 73 de bicarbonate de potasse.—L'ingestion de la liqueur de potasse au moment du repas, ou pendant la digestion, à une époque où elle trouvait à se salifier dans l'estomac, avait au contraire pour effet d'alcaliser les urines sans modifier autrement leur composition.

tion médicale des terres et les éloigne des alcalins proprement dits. Tandis que les alcalins, pénétrant dans les voies de la circulation tendent à augmenter la richesse minérale du sang, la chaux et la magnésie, provoquant la séparation : d'une part, d'acides qui sont excrétés avec les fèces sous la forme de sels inaptes à l'absorption ; d'autre part, d'alcalis qui s'éliminent avec les urines, ont pour effet inévitable de diminuer la proportion des matières salines de l'économie. Cette spoliation minérale n'est pas un fait indifférent, et l'on ne peut douter qu'elle ne devienne la source de précieuses indications et contre-indications thérapeutiques.

EXTRAIT
Des *Annales de la Société d'hydrologie médicale de Paris*, t. XX.

Paris.—Typ. A. PARENT, rue Monsieur-le-Prince, 29 et 31

www.ingramcontent.com/pod-product-compliance
Ingram Content Group UK Ltd.
Pitfield, Milton Keynes, MK11 3LW, UK
UKHW020534180726
13839UKWH00005B/2498